TRAITÉ

DES

EAUX MINÉRALES

DE DIGNE,

Où l'on examine leur nature & leurs propriétés.

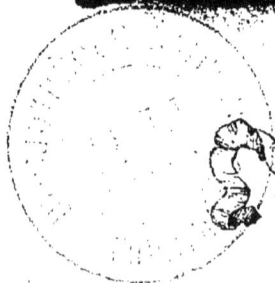 Par M. *Bicani*

à Digne.

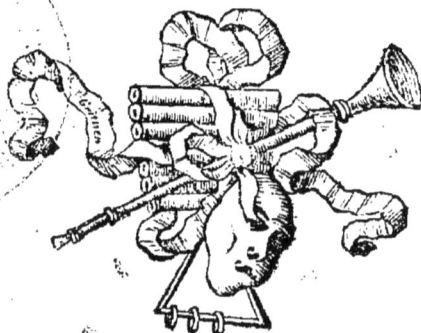

A AIX,

Chez les Freres MOURET, Imprimeurs du Roi
& Libraires.

M. DCC. LXXXIX.

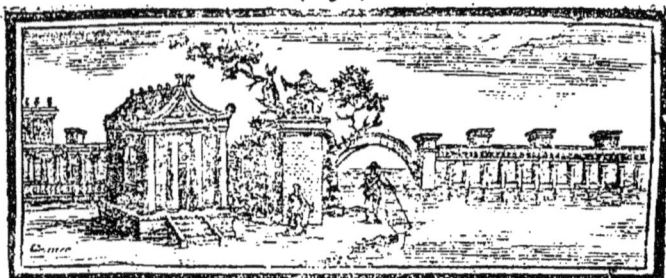

TRAITÉ
DES
EAUX MINÉRALES
DE DIGNE,

Où l'on examine leur nature & leurs propriétés.

HISTOIRE DES EAUX DE DIGNE.

DIGNE, Ville Capitale de la haute-Provence, se glorifie de posséder depuis plusieurs siecles des Bains que les vertus & les propriétés ont rendus recommandables dans une infinité de maladies. On ne sait positivement dans quel tems ils acquirent de la réputation. A en juger par des actes publics d'arrentemens passés entre la Communauté & différens

particuliers de la Ville, on ne peut que leur af-
figner une époque fort reculée. On trouve dans
les Archives de la Communauté, des titres de
treize & quatorze cents, qui, en renvoyant à d'autres titres plus reculés que je n'ai pu me procurer,
prouvent évidemment que nos Bains font de toute
ancienneté : leur fituation femble venir à l'appui
de ce que j'avance. Placés au bas d'une haute montagne calcaire, dont les couches inclinent à l'ho-
rifon, nos Bains, quoiqu'affez peu commodes en
apparence, par rapport à leur pofition, ont pour-
tant d'agréable la proximité de la Ville, d'où ils
ne font diftans que d'un quart de lieue.

L'on compte à nos bains quatre fources parti-
culieres fort peu différentes en vertu les unes des
autres : ces fources font l'Etuve, le bain de St.
Gilles, celui des Vertus, & la Fontaine. La nature
merveilleufe, dans fes opérations, a fait elle-même
prefque tout l'ouvrage. Qu'on ne s'attende point
de rencontrer à nos Bains des Statues & des Co-
lonnes en marbre, qui firent autrefois l'ornement
de ceux des Grecs & des Romains. Les nôtres
font fimples mais commodes & utiles pour la guérifon d'une infinité de maladies dont on verra des
obfervations à la fin de cet ouvrage. On n'y mêle
point, comme faifoit autrefois le fameux Néron,
des huiles de fenteur, dans la vue de les rendre
plus agréabless aux malades : la nature fans ceffe
occupée du foulagement des infirmités attachées à
l'humanité, y verfe à chaque inftant un baume
précieux pour la guérifon de fes maux. Faifons de
chaque Bain en particulier une defcription courte

& fuccinɕe pour en donner une idée à nos
Leɕeurs, après quoi nous paſſerons à l'article de
l'analyſe des Eaux, à celui des maladies où elles
conviennent, & enfin aux obſervations.

De l'Étuve.

L'Etuve que l'on trouve à main gauche en entrant par la porte de l'ancien logis, n'eſt autre
choſe qu'une voûte inégale & raboteuſe, que la
nature s'eſt pratiquée elle-même : ſa longueur eſt
d'environ cinq toiſes ſur une de large ; ſa hauteur
eſt d'une toiſe & demie à ſon entrée ; elle va toujours en s'abaiſſant juſques à l'endroit de ſa ſource,
qui lui vient d'une large fente du rocher. Son Baſ-
ſin eſt triangulaire & pavé de larges pierres. L'on
trouve à main droite en entrant, un banc ſur le-
quel s'aſſient les Malades qui la prennent ; ſa chaleur
eſt du 39me. au 40me. degré au thermometre de
M. de Reaumur.

Du Bain de St. Jean.

Le Bain de St. Jean, attenant à l'Etuve qui,
par un large tuyau, lui diſtribue une quantité d'eau
conſidérable, forme un bain quarré, pavé en belles
pierres d'une forme comme triangulaire : il eſt taillé
dans le roc, & aſſez grand pour que pluſieurs
perſonnes puiſſent le prendre commodément en
même tems : il regne tout au tour du Bain in-
térieurement, ainſi qu'à tous les autres, des degrés
qui ſervent de ſièges aux Malades qui les pren-

nent. Le Bain de St. Jean reçoit du jour par une petite ouverture qui se trouve au dessus de la porte d'entrée : sa chaleur est au 35me. degré.

De la Douche.

Le Bain de St. Jean, après avoir reçu une quantité d'eau considérable que lui communique l'Etuve, s'en décharge dans la Douche, qui se trouve un étage en dessous. La Douche forme un Bain quarré fort grand ; il est pavé des mêmes pierres que celui de St. Jean. L'on y remarque une voûte très-bien faite, soutenue par deux arcs en maçonnerie ; une piramide de huit à dix pans de hauteur où sont adaptés deux tuyaux, qui fournissent toute l'eau convenable à ceux qui viennent la prendre ; un soupirail qui donne du côté de la fontaine, lui communique du jour, sa chaleur est au 35me. degré.

Du Bain de Saint-Gilles.

Le Bain de Saint-Gilles, autrement appellé le Bain des Pauvres, est construit dans le même goût que l'étuve ; on y remarque une voûte qui est purement l'ouvrage de la nature ; elle va toujours en s'inclinant à mesure qu'on avance de sa source, qui lui vient d'une large fente du rocher, dont on n'apperçoit pas le fond ; un soupirail qui donne dans le corridor qui mene au Bain de Notre-Dame, lui communique du jour ; sa chaleur est au 34e. degré.

Des Vertus.

Le Bain des Vertus qu'on avoit fermé, je ne
fais pour quelle raifon, & qui a été ouvert & rac-
commodé depuis quelques années, jouit des mêmes
propriétés que les précédens ; s'il faut en croire la
plus haute antiquité, il furpaffoit fi fort les autres
en bonté, que les effets furprenans qu'il opéroit,
lui avoient mérité le beau nom de Vertus. C'eft
un Bain naturellement voûté ; il eft affez bien rangé,
& très-propre à ceux qui jouiffent d'un tempérament foible & délicat ; fa chaleur eft au 28e. degré.

Du Bain de Notre-Dame.

Le Bain de Notre-Dame, autrement dit le Bain
de propreté, forme un très-beau bain ; fon fond
eft malonné ; il reçoit l'eau du bain de Saint-Jean ;
une fenêtre qui donne du côté du torrent lui communique du jour ; fa chaleur eft au 30e. degré.

De la Fontaine.

L'eau de la fontaine, qui paroît être une fource
particuliere qui lui vient directement du rocher, &
qu'on trouve dans une efpece de baffe-cour, n'a
guere été employée qu'en boiffon jufqu'à préfent ;
fes principes font en tout les mêmes que ceux des
autres bains ; elle n'en differe feulement que par
le degré de chaleur, qui n'eft qu'au 30e.

Au coin du bain de Notre-Dame, qui répond à

la riviere, on apperçoit un tuyau qui donne à vo⁻
lonté une quantité d'eau confidérable froide ; elle
eſt minérale ; ſon mélange, dans pluſieurs circonftances, opere les plus grands avantages. Cette ſource
d'eau minérale froide, n'eſt pas la ſeule qu'on remarque à nos bains. Une feconde beaucoup plus
confidérable que celle dont j'ai déja parlé, après
avoir longé la partie du bain de Notre-Dame qui
répond à la riviere, vient ſe jetter dans le foſſé
commun ; on pourroit dans l'occafion, en tirer le
meilleur parti.

Nos eaux minérales font claires & limpides ; elles
répandent une odeur fulfureufe, & laiſſent un goût
falé après les avoir bues. Elles font verſées immé-
diatement au ſortir des bains, dans un foſſé commun qui ſe jette dans la riviere à quelques pas de
la porte d'entrée. Les tuyaux intérieurs des bains
font enduits d'un limon glaireux d'un blanc fale
que l'on ramaſſe en quantité ſur les parois & au
fond des bains ; il eſt fort doux & favoneux au
taĉt, très-propre à décraſſer la peau & à donner
de la foupleſſe aux chairs : tant qu'il ne reçoit
pas l'impreſſion de l'air extérieur, il garde ſa forme
liquide & favoneufe, & ne s'épaiſſit que lorſque les
eaux s'en font débarraſſées.

Nos eaux réfolutives, ſtimulantes, font diurétiques,
fondantes, incifives, purgatives, &c. &c. Quand on
les prend dans la vue de ſe purger, on y mêle pour l'ordinaire une once de ſel d'epſom ou de celui de glaubert, ou, ce qui vaut encore mieux, lors ſur-tout qu'on
a à faire à des ſujets dont le genre nerveux s'irrite facilement, quelques onces de manne. Nos eaux ont

toujours coulé également ; les faifons les plus chau-
des ne les ont jamais diminuées ; celles où il a régné
les pluyes les plus abondantes ne les ont point aug-
mentées.

C'eft affez l'ufage de voir prendre pendant trois
jours confécutifs les eaux aux malades avant d'en
venir aux bains : quant à la quantité de la boiffon,
on doit fe régler fur le tempérament, les forces
& l'âge du malade. Ce feroit commettre la plus
grande imprudence de faire prendre à un fexagé-
naire la même quantité d'eau qu'on ordonneroit à
un homme de trente ans. La dofe ordinaire de nos
eaux eft d'environ neuf livres par jour.

Préliminaire à remplir avant de faire ufage des eaux & des bains.

Avant d'en venir à l'ufage des eaux & des bains,
il n'eft pas hors de propos de faire précéder quelques petits remedes convenables à la maladie que
l'on veut combattre. La faignée paroît fur - tout
indifpenfable chez les fujets fanguins, & chez ceux
particuliérement qui font doués d'un tempérament
vif, fort & robufte. On doit encore préparer les
malades par des bouillons rafraîchiffans, apéritifs,
ou tous autres indiqués dans leurs maladies. Ces
préalables remplis, on paffe à l'ufage des eaux, &
enfuite à celui des bains.

Conduite que doit tenir le malade en fortant du bain.

Le malade fortant du bain, doit fe faire cou-

vrir d'un drap de lit bien chaud & se faire porter ainsi couvert dans son lit qu'on aura eu soin de
bassiner ; il y restera jusques à ce que la sueur se
soit arrêtée d'elle-même , après quoi il pourra se
lever & faire quelque exercice modéré. Il est à
observer encore que le malade prendra de tems
en tems quelques verres d'eau de la fontaine &
un bouillon demi-heure après être sorti du bain.

Sa nourriture sera rafraîchissante , humectante &
adoucissante , il se sevrera de tout ce qui est poivré ,
salé & épicé ; il pourra manger du fruit mûr ; celui qui est fondant lui sera sur-tout très-avantageux.

Nos bains manqueront rarement de produire de
bons effets dans les maladies où ils conviennent ,
lorsque les malades observeront strictement les regles
qui leur auront été prescrites.

C'est de la prudence à suivre l'avis d'un médecin ,
que dépend en grande partie le succès de nos bains.
Nombre de personnes accoutumées à y voir opérer
des cures admirables quand on les prend avec les
précautions nécessaires , se persuadent qu'on peut
être guéri des différentes maladies où elles conviennent, sans déranger en rien leur façon de vi-
vre ; qui le plus souvent est cause qu'elles n'en re-
tirent que peu de soulagement : elles voudroient
être guéries sans rien faire de ce qui convien-
droit pour opérer leur guérison. De cette maniere
n'en retirant bien souvent qu'un foible soulagement , ces mêmes personnes rejettent sur nos
bains , la faute qu'elles commettent elles-mêmes.
Leur réputation est heureusement trop bien éta-

blie & méritée, pour que pareilles perfonnes puiffent y porter la moindre atteinte.

La guérifon d'une maladie, felon l'obfervation
du fameux Tillot, exige le concours de plufieurs
circonftances. « Toute la fcience & tous les foins
» d'un Médecin, ne peuvent point rendre la fanté
» à un malade, s'il n'a pas une envie affez forte
» pour fe prêter à tout ce que fa guérifon exige,
» & fe fouftraire autant que cela dépend de lui,
» à toutes les circonftances qui peuvent la re-
» tarder ou la rendre impoffible ».

Il regne un préjugé que l'ufage accrédite &
que la faine raifon dément. Si l'on confulte les
gens du pays fur le nombre des bains qu'il faut
prendre, il vous diront tout de fuite qu'il ne faut
en prendre que neuf; demandez-leur le pourquoi,
ils répondront qu'on l'a toujours vu pratiquer de
même, & qu'on fuit cette méthode qui, felon moi,
eft abfurde & ridicule : un feul exemple prou-
vera ce que j'avance. Je fuppofe d'avoir à faire
à deux malades qui foient attaqués tous deux
de la même maladie ; que chez l'un elle foit plus
invétérée que chez l'autre ; faudra-t-il ordonner à
l'un & à l'autre la même quantité de bains ?
Non fans doute ; l'ancienneté de la maladie, le
tempérament, les forces & l'âge du malade,
néceffitent impérieufement la quantité des bains
qu'on doit faire prendre ; ce font les circonftances feules qui doivent en déterminer le nombre.

Analyfe des eaux de Digne.

Rien n'offre plus de difficultés que l'analyfe des

eaux minérales. Les meilleurs chymiftes conviennent qu'il n'eft guere poffible de la faire d'une maniere exacte. La nature confond tellement les différentes fubftances qu'elles renferment, qu'il eft bien idfficile de les féparer les unes des autres auffi exactement qu'on peut le defirer.

L'on eft très-fouvent obligé d'employer les reffources que.nous fournit la Chymie pour les reconnoître ; mais malgré tous les foins qu'on peut fe donner, les différentes fubftances qui entrent dans la compofition des eaux minérales font fouvent combinées enfemble de telle maniere, qu'on éprouve la plus grande difficulté à les féparer les unes des autres. Quoiqu'on ne puiffe venir à bout d'en extraire tous les principes, je me contenterai de rapporter quelques-uns de ceux que l'analyfe la plus fcrupuleufe m'a fait connoître. On procede de plufieurs manieres pour décompofer les eaux minérales & extraire ce qu'elles contiennent. Un Pefe - liqueur & un Thermometre qu'on plonge dans l'eau, eft la premiere opération qui fe préfente à l'efprit. Les moyens réactifs que l'on emploie enfuite font trop fouvent infructueux pour qu'on puiffe y compter. Voyons d'abord ce que m'a produit l'analyfe par évaporation, avant de voir les changemens qui fe font faits dans nos eaux par l'application des moyens réactifs.

Les matieres qui entrent dans la compofition de nos eaux, font dans la proportion qu'une livre foumife à l'évaporation dans une Rétorte de verre, l'opération interrompue de tems en tems, l'eau paffée à travers le papier gris, donne environ cinquante quatre grains de réfidu, dont trente d'un fel marin ou commun, dix à douze de félénites & tout autant de terre calcaire abforbante.

Une piece d'argent expofée à la vapeur de nos eaux minérales & trempée enfuite dans l'eau, prend d'abord une couleur jaune, elle noircit enfuite.

Le Sublimé corrofif en poudre mêlé à nos eaux, n'en altere pas la couleur ; il en réfulte un inftant après de petits grains comme du plomb qui, venant à fe brifer, occafionnent un petit bruit ; il fe forme une pellicule au-deffus du vafe, fur laquelle on remarque une matiere métallique. Ne feroit-ce pas la décompofition du Sublimé corrofif qui donneroit lieu à tout cela ? Le Précipité qui en réfulte eft cendré.

Le fel de Saturne trouble & caillebote nos eaux. Le mélange laiffé deux jours en repos, préfenta une pellicule fort mince qui n'offroit rien de bien particulier ; le précipité qui en réfulta, donnoit fur le brun.

Le fel volatil de fel Ammoniac traité de la même maniere, a laiffé échaper une odeur très-forte ; l'on entendit un petit bruit dans le vafe qui renfermoit de nos eaux minérales qu'il rendit laiteufes ; le précipité qui en réfulta étoit brun.

L'Alkali volatil, fluor très-concentré, rend nos eaux blanchâtres : on remarque à la fuperficie du vafe où fe fait l'épreuve, quelque chofe de bleuâtre.

Un papier bleu, expofé à la vapeur de nos eaux devient rouge peu-à-peu. Ce que je remarquai de particulier, c'eft qu'il ne rougit qu'aux endroits où il tomba des vapeurs de l'eau.

J'adaptai au goulot d'une bouteille remplie à deux tiers d'eau minérale , une veſſie de cochon , flaſque & vuide d'air ; je la mis dans l'eau bouillante : la veſſie ſe gonfla bientôt après par l'air élaſtique contenu dans nos eaux minérales.

L'infuſion de noix de Galle étendue dans nos eaux , devient d'abord brune & enſuite noire.

La vapeur de l'acide ſulfureux & vitriolique qui s'échappe continuellement de nos eaux , venant à ſaouler une ſuffiſante quantité de terre , forme tout à l'entour des bains , particuliérement de ceux de la douche de Saint-Jean , de Notre-Dame & de Saint-Gilles , des concrétions ſalines qui , diſſoutes dans l'eau , cette eau , filtrée, éclaircie & ſoumiſe à l'évaporation & enſuite à la cryſtaliſation , donne du véritable ſel d'Epſom & de Glaubert, qui ne différent les uns des autres que dans la configuration des cryſtaux. Je retirai plus ou moins de cryſtaux de l'un & de l'autre ſel , à proportion que j'agiſſois ſur une plus grande , ou moindre quantité de cette matiere ſaline. Une livre m'a preſque toujours donné environ la moitié de ſon poids des différents cryſtaux dont je viens de parler. L'on trouve encore tout autour du bain de Saint-Jean & des étuves , quélque peu d'Alun aſſez pur, qui ne ſe forme , ſelon que je l'imagine , que par la combinaiſon de l'acide vitriolique avec une terre bolaire.

Le Soufre ſe rencontre dans nos eaux, il eſt confondu parmi le bitume duquel on le ſépare très-facilement; l'étuve en fournit le plus : on le voit ſurnager l'eau en forme de crême en hiver,

particuliérement où cette fubftance a le tems de
fe former, les bains n'étant point alors fréquentés
comme dans la belle faifon.

Le dépôt de nos eaux, féché & jetté enfuite
fur des charbons ardents, dans un endroit obf-
cur, fait appercevoir une flamme bleuâtre qui
répand en même tems une odeur fulfureufe.

La montagne qui eft derriere les bains du côté
du quartier de Mouyroues, renferme des Mar-
caffites ferrugineufes, ainfi qu'une grande quantité
de Pyrites de même nature. On en remarque auffi
à celle des bains. Ces Pyrites font du feu avec
un briquet ; l'odeur qu'elles exhalent eft fulfureufe.

Les différents principes renfermés dans nos
eaux dont j'ai donné ci-deffus une idée, ne de-
vroient laiffer aucun foupçon fur le traitement des
maladies qu'elles détruifent d'une maniere furpré-
nante. Cependant comme il fe trouve des gens
qui femblent toujours douter de tout, j'en ap-
pelle à l'expérience & à l'obfervation pour les
convaincre, & les faire revenir d'un préjugé qui
ne tend que trop fouvent au détriment de l'humanité.

La vérité plus que les preftiges de l'imagina-
tion qui prêtent des cures myftérieufes à des eaux
qui le plus fouvent n'ont aucune propriété, fera
fans ceffe la bafe de mes démarches. Quelque
vif que foit le defir que j'ai de fervir ma Patrie,
quelque envie que je faffe paroître d'accréditer nos
eaux, qui n'avoient befoin dans ce moment que du
fceau de l'expérience pour être plus avantageu-

ſement connues, je ne tromperai jamais le Public, qui ſe convaincra lui-même dans quel cas on peut prendre efficacement nos eaux & nos bains en liſant les obſervations citées dans cet ouvrage.

Application des eaux de Digne.

Après avoir parlé des principes que renferment nos eaux, il eſt bon d'en faire l'application aux différentes maladies où elles conviennent. Je ne prétends pas en faire un remede univerſel; je ne les conſeille uniquement que dans les cas où l'expérience & l'obſervation en ont démontré l'utilité. Si quelquefois je m'écarte du préjugé populaire qui ne veut pas qu'on les ordonne pour la goutte & les maladies vénériennes, c'eſt que j'ai vu moi-même leur efficacité dans pareilles maladies. Elles ſont très-utiles dans la paralyſie, l'hemiplegie, les engourdiſſements des membres, le rhumatiſme, la ſciatique, les tremblemens, les maladies de reins & de la veſſie, les dépôts laiteux, l'ankiloſe, les fleurs blanches, les éruptions dartreuſes, galeuſes, la teigne & autres maladies de la peau, les vieilles bleſſures, les ulceres & les plaies, les coups de feu, &c.

Il eſt bon d'obſerver que ſelon les maladies qui néceſſitent les malades de recourir à nos bains, il eſt prudent & indiſpenſable de préférer la boiſſon des eaux à l'uſage des bains, ou ces derniers aux eaux; il convient aſſez ſouvent d'employer les uns & les autres ſelon les circonſtances.

Vérole,

Vérole, symptômes vénériens.

Si l'expérience & l'obſervation journalieres ne m'avoient pas convaincu de l'efficacité de nos eaux dans le traitement de la vérole & des ſymptômes vénériens, je ne m'éleverois pas ſi fortement contre un préjugé déteſtable, que l'uſage ſeul avoit accrédité & que la ſaine raiſon détruit ſi efficaçement.

Le Miniſtere, qui préférablement à tant d'autres, avoit choiſi nos bains pour le militaire, qu'il avoit ſupprimé à la ſaiſon de Mai 1789, & qu'il rétablit enſuite à celle de Septembre de la même année (1), y envoye toutes les années quantité de ſoldats, qui, la plûpart, ſous prétexte d'une autre incommodité, viennent s'y guérir de quelques ſymptômes vénériens ; aucun d'eux ne s'eſt jamais plaint de leur uſage, tous en ont retiré un ſoulagement plus ou moins marqué, à proportion qu'ils ſe ſont bien ou mal comportés dans l'adminiſtration des eaux & des bains.

Rien n'avance plus la guériſon de la vérole & des ſymptômes vénériens, que les frictions mercurielles que l'on aſſocie de loin en loin à nos eaux, à une doſe proportionnée au tempérament, aux forces & à l'âge du malade.

---

(1) Nous en avons particuliérement l'obligation à Monſeigneur le Maréchal Prince de Beauvau, qui mérite de notre part, nos hommages & la plus vive reconnoiſſance

B

La gonorrhée virulente , qui confifte dans un écoulement de matiere jaunâtre , verdâtre ou de telle autre couleur qui fe fait par la verge & qui vient enfuite d'un commerce impure; l'habituelle qui ne cede pas toujours à l'efficacité des remedes adminiftrés par les plus habiles médecins , font combattues efficacement par l'ufage de nos eaux & de nos bains. Les ulceres cachés dans l'intérieur de l'urethre , qui feuls entretiennent un écoulement qui n'a par lui-même rien de douloureux, mais qui fait cependant craindre les fuites les plus funeftes , trouvent un remede des plus efficaces dans l'adminiftration de nos eaux & de nos bains qui guériffent auffi les bubons vénériens, par la voie de la réfolution ou de la fuppuration.

De la paralyfie , hémiplegie & les engourdiffement des membres.

Perfonne n'ignore que la perte du fentiment & du mouvement , conftitue la maladie qu'on nomme paralyfie, qui fouffre des divifions , eu égard aux parties qu'elle occupe. Elle eft regardée univerfelle toutes les fois qu'elle occupe toute l'habitude du corps, & partielle, lorfqu'elle fe fixe fur quelqu'une de ces parties. Comme l'engourdiffement tient de près à la maladie que je traite, j'ai cru ne pas devoir en faire un article féparé en le comprenant dans celui-ci.

Plufieur caufes peuvent donner lieu à la paralyfie : différents remedes font auffi employés pour la guérifon de cette maladie ; mais , de l'aveu

des meilleurs Médecins, on ne peut en employer
de plus efficaces que les bains d'Eaux Minérales.
Nos Eaux prifes en bains, Douches & Etuves ont
conftamment produit des cures miraculeufes.

Rhumatifme Sciatique.

Le Rhumatifme, cette maladie des plus cruelles
qui a fon fiege dans les enveloppes, les aponeurofes
& les tendons des mulcles ; la fciatique dont les
douleurs commencent ordinairement par les lombes,
& s'étendent enfuite fur les cuiffes, trouvent le
meilleur de tous les remedes dans l'application de
nos Eaux & de nos Bains. Les douches particuliérement confacrées dans le traitement de plufieurs
maladies chroniques, femblent ici mériter la préférence. Les fueurs qu'elles occafionnent en mettant
en feu l'humeur qui produit ces cruelles maladies,
auffi bien que les mouvemens fpontanés qui en ré-
fultent, concourent à leur guérifon.

De la Goutte.

Les Goutteux, qui le plus fouvent doivent leur
maladie aux mauvaifes digeftions, à une tranfpira-
tion irréguliere, fouvent même à un fang enflammé
& à d'autres caufes qu'il feroit trop long de difcu-
ter, ne font pas long-tems à éprouver les bons effets de nos Eaux : il feroit dangereux de les prendre lors de l'accès ; il ne faut y avoir recours, pour
en retirer quelque avantage, que lorfque l'humeur
goutteufe s'eft fixée fur quelque partie.

B 2

Maladie des Reins & de la Veſſie.

Le calcul qui ſe forme dans les reins, peut couler dans la veſſie , & être entraîné par l'urine ſans exciter de grandes douleurs : cependant par ſon ſéjour, tant dans les reins que dans les uréteres , il peut donner lieu à des tiraillemens violens , à l'irritation des parties , à la colique néphrétique , &c.

Si le calcul ſe trouve dans les reins avec des ſurfaces liſſes & polies , on ne doit pas craindre le déchirement des vaiſſeaux ſécrétoires de ce viſcere ; mais il faut s'attendre à y reſſentir des douleurs lourdes & un ſentiment de peſanteur dont les malades font cependant peu de cas ; s'il eſt au contraire inégal ou anguleux, s'il a des pointes aigües , & qu'il ſoit en même tems hériſſé d'aſpérités , il excite des douleurs atroces qui, par leur durée , donnent ſouvent lieu à des phlogoſes , des inflammations , des abcès , & ce qui eſt pire , à la mort même. Fut-il jamais de maladie plus cruelle ? En fut-il auſſi qui demandât plus particuliérement l'attention des Médecins ? Le Lithontriptique dont on s'étoit ſervi avec le plus grand ſuccès juſqu'aujourd'hui , étoit le remede de Madame *Sthepens*, que les Malades rebutent par le long uſage qu'il faut en faire pour en retirer quelque peu de ſoulagement ; nos Eaux agiſſent plus promptement & plus efficacement ſans aſtreindre à un régime auſſi auſtere.

Dépôts Laiteux.

Le lait, cette liqueur si bienfaisante est pour la-
plupart des Accouchées la source d'une infinité de
maladies: en voulant se soustraire aux loix établies
par la nature, elles se voient souvent en danger de
perdre leur vie & de sacrifier leurs propres enfans
qu'elles confient à des Nourrices, qui, pour la-
plûpart, ont un lait vicié ou peu propre à leur
nourriture ; c'est en les sacrifiant à leurs commo-
dités, qu'elles se préparent mille tourmens qu'un
sentiment naturel leur auroit épargné ; victimes de
leurs propres enfans, elles courent elles-mêmes à
leur destruction, en s'exposant à une multitude de
maladies, qu'entraîne toujours avec elle la détesta-
ble coutume d'étouffer le lait. Le lait répandu forme
communément en dehors des engorgemens œdé-
mateux qu'il est assez ordinaire de voir se dissiper
par la voie de la résolution : mais s'il vient à passer dans le sang, il peut produire des maladies
très-graves, telles par exemple que l'anasarque,
l'ascite, l'hydropisie de la poitrine, des fleurs blanches souvent très-rebelles. Le meilleur remede,
j'ose dire, le seul efficace qu'on puisse opposer à
cette maladie, est sans contredit l'usage réitéré de
nos Eaux & de nos Bains qui dissipent sans peine
les engorgemens qui naissent de quelque épanchement laiteux, & qui chassent hors du corps, soit
par l'insensible transpiration, les sueurs, les selles
ou les urines, le lait répandu, & préviennent par
ce moyen, cette iliade de maux dont je viens de
parler dans cet article.

Des Fleurs Blanches.

Nos Eaux guériſſent encore les pertes en blanc ; maladie aſſez ordinaire chez les Femmes , parti- liérement chez celles qui habitent les Villes ; leur cauſe paroît dépendre de quelque accouchement la- borieux , de l'avortement , & ſur-tout d'une mau- vaiſe diſpoſition dans la matrice : c'eſt une maladie qui rend aſſez ſouvent les femmes ſtériles : leur durée , en les rendant foibles & languiſſantes peut les jetter dans le maraſme , leur faire éprouver des douleurs vives d'eſtomach , & les conduire enfin à un ulcere de la matrice qui peut donner lieu à des hémorragies très-allarmantes & même mor- telles. Les Fleurs Blanches , ſoit laiteuſes ou lim- phatiques nuiſent beaucoup , en ce qu'elles dimi- nuent conſidérablement la quantité du chyle & du ſang qui , le plus ſouvent ne pouvant être rem- placée par le défaut de bonnes digeſtions , produit la cacherie , la langueur & le découragement. C'eſt pour prévenir ou éloigner tous les accidens auxquels elles peuvent donner lieu , que je conſeille de faire uſage de nos Eaux & de nos Bains , qui , venant à tonifier les vaiſſeaux laiteux ou limphatiques re- lachés (cauſe aſſez ordinaire des pertes en blanc) les feront diſparoître en plus ou moins de tems , ſelon que le mal ſera plus ou moins enraciné.

Ankiloſe.

L'Ankiloſe qu'on ſait être une maladie desjo in-

tures, qui les prive de leurs mouvemens, peut
être produite par deux caufes différentes, par l'é-
paifliffement de la finovie dont les articles font en-
duite, ou par l'épanchement du fuc nourricier des
os dans des fractures confidérables des articles, ou
en conféquence d'une carie. C'eft une maladie d'autant plus difficile à guérir, que l'on trouve plus
de difficulté à donner à la finovie & au fuc nourricier des os leur fluidité ordinaire. Il n'eft guere
que les remedes qui réuniffent les qualités fon-
dante, incifive, atténuante, émolliente, &c. qui puif-
fenty apporter du foulagement. Nos Eaux jouiffent
de toutes ces qualités; comme telles, elles méritent
la préférence fur tous les remedes qu'on employoit
dans pareille circonftance, par la raifon qu'elles
operent dans cette maladie des cures admirables.
J'avertis ici toutes les perfonnes qui viendront à
nos Bains pour pareille maladie, de ne pas s'im-
patienter, s'il arrivoit qu'elles n'en retiraffent pas
tout le foulagement qu'elles pouvoient en attendre
pendant le cours d'une faifon. Il faut du tems pour
diffiper l'ankilofe, rarement une faifon eft fuffifante
pour la faire difparoître; il n'y a que l'ufage long-
tems continué de nos Eaux & de nos Bains qui
puiffent la guérir radicalement.

Coups de Feu, vieilles Bleffures, Ulceres, Playes, &c.

Les coups de feu qui déchirent les vaiffeaux, détruifent les mufcles par les corps ronds & conton-
dants qu'ils lancent avec rapidité dans les corps;

les vieilles bleſſures, qui ſont preſque toujours éprouver des douleurs ſourdes aux approches du mauvais
tems , & particuliérement pendant les orages &
les frimats ; les ulceres & les playes , qui ont ſouvent pour cauſe un vice vérolique ou ſcrophuleux ,
& qui le plus ordinairement réſiſtent à toute ſorte
de remedes , ſont traités efficacement à nos Eaux
& à nos Bains. En ramolliſſant les cicatrices qui réſultent des corps étrangers , nos Eaux les ramenent
ſous la peau qu'on inciſe enſuite pour les extraire
avec facilité. Les frictions mercurielles adminiſtrées
de loin en loin , & aſſociées à nos Eaux & à nos
Bains , font diſparoître d'une maniere ſurprenante
les maladies qui reconnoiſſent pour cauſe un vice
vérolique ou ſcrophuleux. Par ce que je viens de
dire , on peut juger de l'efficacité de nos Eaux dans
le traitement des écrouelles , maladie qui ſemble
tenir de près de la vérole , ou en être un rejeton.
Les ulceres d'un mauvais caractere qui réſultent
des tumeurs ſcrophuleuſes , leurs bords ſouvent
calleux , renverſés ou douloureux , ſont d'autant plus
déſagréables , que la plûpart de ceux qui en ſont
attaqués , ſe devenant odieux à eux mêmes , s'in-
terdiſent pour toujours la ſociété. Que ne donne-
roit-on pas pour combattre une maladie auſſi ter-
rible ? Que l'on ſeroit heureux de ramollir les cal-
loſités de ces ulceres rongeants , & de corriger
l'humeur viciée qui cauſe tant de déſordres ? Nos
Eaux aſſociées comme je l'ai dit , ſeulement aux
rictions mercurielles, opérent vraiment des prodiges.

Maladies cutanées, dartres, gale, teigne, croûte, boutons; &c.

Les dartres, la gale, la teigne, la croûte & les boutons, font des maladies aujourd'hui trop communes pour entrer ici dans un détail théorique de ces différentes maladies. Comme il importe beaucoup plus aux individus attaqués de quelques-unes de ces maladies, de recouvrer la fanté, que d'en connoître la caufe, je dirai avec franchife, qu'il n'eft point de meilleur remede que nos eaux & nos bains; qu'ils guériffent fans expofer à aucuns des accidents que font craindre ceux qui placent ces maladies au rang de celles qu'on ne doit pas entreprendre de guérir. Nos eaux minérales mettent à l'abri de tout événement fâcheux dans le traitement de ces différentes maladies. Elles font difparoître en plus ou moins de tems les croûtes ou le fuintement, ou érofion & les boutons du plus mauvais caractere, qui fe faifant remarquer le plus fouvent au vifage, offrent à l'œil un fpectacle défagréable, & incommodent très-fort les fujets qui en font attaqués.

Nos eaux & nos bains ne conviennent pas à toute forte de maladies. Il eft des cas où l'expérience & la raifon nous prouvent l'inutilité d'un pareil remede. De ce nombre fe trouve la phthifie, maladie qui eft ordinairement précédée par le Crachement de fang, par la toux, accompagnée d'une petite fievre, la rougeur des joues, la chaleur à la paume des mains, la voix rauque, &c. Il y auroit à craindre, en ordonnant nos eaux & nos bains dans pareil cas, d'augmenter la fievre & tous les fymptômes qui en dépendent, par l'impreffion de chaleur que porteroit infailliblement dans le fang, le principe falin dont elles font imprégnées. Ce que je dis de la phthifie doit s'entendre de même de toutes les maladies aiguës, comme par exemple la pleuréfie, la péripneumonie, les fluxions de poitrine, le crachement de fang & tant d'autres dont le caractere paroît à peu-près femblable à celles dont je viens de parler.

Paffons maintenant aux obfervations qui feront plus de fenfation que tous les raifonnements quelconques.

Obfervations fur les maladies vénériennes.

Les maladies vénériennes quoi qu'en dife le vulgaire, trouvent dans l'adminiftration de nos eaux, un remede des plus efficaces.

Un Lieutenant-Colonel que je ne nommerai pas, crainte de lui faire de la peine, ayant paffé quatre ou cinq fois par les grands remedes fans avoir pu être guéri, pas même foulagé d'une maladie vénérienne qu'il traînoit depuis très-long-tems, laffé d'ailleurs de faire des remedes qui ne lui procuroient aucun foulagement, vint à nos bains dans la vue de guérir ou de mourir. L'ufage qu'il en fit, lui firent recouvrer la fanté. Un Officier fut guéri d'une gonorrhée virulente.

Deux Soldats de la Marine furent envoyés à nos bains, en prétextant d'avoir des douleurs, y furent guéris l'un & l'autre de deux poulains pref-que auffi gros que des œufs de poule (je les ai vu moi même). Ce qu'il y a de très-certain, c'eft que fi nos eaux étoient contraires à ces maladies, il n'y auroit prefque pas un Soldat qui en reçut le moindre foulagement, parce qu'il n'en eft aucun qui, dans le fait, ne foit attaqué de quelque fymptôme vénérien en venant à nos bains.

Obfervations fur la paralyfie, l'hemiplogie & les ~~maurel~~ *engourdiffemens de membres.*

Monfieur de Montgrand, Commandant à Dunkerque, fut attaqué d'un accident d'apoplexie qui lui paralyfa la moitié du corps; cet accident lui avoit occafionné une contorfion à la mâchoire fupérieure: on lui confeilla les eaux & les bains de Digne, qu'il vint prendre; leur ufage continué, lui fit recouvrer la fanté, auffi il ne pouvoit trop publier les vertus & les propriétés de nos eaux.

Le nommé Thomas Maret, dit la Couture, Caporal des Grenadiers dans le Régiment de Vivarais, paralytique de tous fes membres, n'ayant abfolument que la langue de libre, refta plus d'un an à l'hôpital de Gap, où on lui adminiftra tous les remedes indiqués dans fon état fans aucun fuccès. Il fut amené dans cette ville, le 29 Mai 1780, d'où il fut porté à nos bains fur un brancard : chacun défefpéroit de le voir rétablir, vu

fon état de foibleffe , d'épuifement & de fouffrance ; l'ufage de nos eaux & de nos bains qu'il
prit pendant les deux faifons , lui firent recouvrer la fanté & une liberté entiere de tous fes
membres.

Le nommé Jean-François Brun , Matelot fur
les vaiffeaux du Roi au département de Toulon ,
paralytique de tous fes membres , fut apporté
l'année 1780 , dans un tombereau ; quelques jours
après fon arrivée dans cette ville , il fut conduit
à nos bains , qui lui firent recouvrer l'ufage de fes
membres ainfi qu'une fanté parfaite.

Madame Millot de Marfeille , fut attaquée à la
fuite de fes couches , d'une fievre putride : elle
devint enfuite paralytique de la moitié de fon corps :
elle fit beaucoup de remedes pour recouvrer la
fanté , ils furent tous inutiles : elle ne pouvoit marcher qu'à l'aide de deux potences ; on l'amena à
nos bains à la derniere faifon de l'année 1781.
Le foulagement qu'elle éprouva fut fi confidérable , qu'elle y retourna dans le mois de Mai de
l'année 1782 ; l'ufage qu'elle fit de nos eaux &
de nos bains , la rétablirent entiérement.

Le nommé Durand , fufilier dans le régiment
de Saintonge , eut , à la fuite d'une attaque d'apoplexie fanguine , une paralyfie de la langue , fi forte ,
qu'il ne pouvoit abfolument pas parler ; l'ufage
qu'il fit de nos eaux & de nos bains à la faifon de Mai 1787 , ne lui firent éprouver aucun

ſoulagement. Il retourna à la ſaiſon de Septembre de la même année ; l'uſage de nos eaux &
des bains lui délierent aſſez la langue pour qu'on
put entendre facilement ce qu'il diſoit.

wrel

LVI · M. Caſtel, Curé de cette ville, éprouva, au retour d'une viſite qu'il avoit faite à un malade pendant la nuit par un tems très-froid, une douleur
à la hanche gauche qui fut négligée. Huit jours
aprés, ayant été obligé de porter le Viatique à
une baſtide un peu éloignée de la ville, il ſe ſentit
tout trempé de ſueur ; en deſcendant de cette
baſtide, la ſueur fut arrêtée par le tems froid qu'il
faiſoit, ce qui lui augmenta ſa douleur. Il reſta
tout le lendemain dans le lit, ſe flattant que la
tranſpiration qui ſe rétabliroit, lui feroit diſparoître ſa douleur. Sur les trois heures après mi-
di, s'étant mis ſur le pot pour uriner, il reſſen-
tit un fourmillement très-conſidérable ; d'abord ſur
la cuiſſe gauche & enſuite ſur la droite. Preſque
au même moment il fut perclus de la moitié du
corps, depuis la ceinture en bas : il reſſentoit continuellement des douleurs atroces dans la veſſie &
de fortes envies d'uriner ſans pouvoir rendre une
goutte d'urine. On lui adminiſtra beaucoup de
remedes, autant pour diſſiper la maladie princi-
pale, que pour favoriſer les urines qui ne cou-
lerent que lorſqu'on eut pris le parti de le ſon-
der.

Après trois ſemaines de ſouffrances continuelles, il ſe fit porter ſur un brancard à nos bains
au commencement de Décembre de l'année 1769.

Il éprouva un léger mouvement dans les pieds; aussitôt qu'il eut pris le quatrieme bain; c'est alors aussi qu'il urina sans le secours de la sonde & avec assez de facilité. En continuant l'usage des eaux & des bains, ses douleurs se dissiperent; il recouvra le mouvement & la liberté des parties paralysées ; il n'a plus eu besoin de recourir à la sonde pour uriner, ce qu'il fait très-facilement aujourd'hui, se portant très-bien dans le moment où j'écris, quoiqu'il soit âgé de 75 ans.

N. B. A son retour des bains, M. le Curé Castel, a éprouvé pendant quarante jours de suite, & toujours à la même heure & à la même minute ou il avoit pris le bain, une sueur très-considérable ; il étoit obligé de changer deux ou trois fois de chemise. Cette note fera connoître au lecteur, que nos eaux agissent long-tems après qu'on les a prises. Il est prudent de ne pas s'écarter des regles du régime que doivent observer tous ceux qui viennent en faire usage.

M. Garnier de Savine, Notaire & Receveur, fut attaqué d'un accident d'apoplexie le 15 Juillet 1788, qui lui laissa toute la partie droite paralysée ; on lui administra plusieurs remedes qui ne lui procurerent pas beaucoup de soulagement: il fut envoyé à nos bains à la saison de Mai 1789; il avoit pour lors la bouche de côté, le bras engourdi, de maniere qu'il ne pouvoit pas s'en servir ; la jambe se mouvoit difficilement ; il la traînoit en marchant ; l'usage de nos eaux & de nos bains le guérirent.

Mlle. Caillat, de Saint-Julien-le-Montagnier, résidant dans cette ville depuis sa guérison, éprouva l'année 1771, après un vomissement de sang très-considérable qu'elle essuya pendant un mois, d'abord une espece de torticolis, & presque dans le même tems un engourdissement & une roideur de tout le côté gauche : elle étoit à l'Eglise lorsque sa maladie la prit, on fut obligé de la porter chez elle. Quantité de remedes lui furent administrés sans qu'elle en retirât le moindre soulagement ; son bras s'étoit atrophié, les doigts de la main étoient serrés & roides comme une barre de fer ; il auroit été impossible de la lui ouvrir ; les ongles lui percerent la paume de la main : elle fut conduite aux bains de Gréoux, dans le mois de Mai de l'année 1771 ; l'usage qu'elle en fit, lui procurerent tant soit peu de soulagement : elle ne pouvoit pas se servir des parties affligées ; on la conduisit à nos bains dans le mois de Juin de la même année, qui lui firent recouvrer la santé. Pendant qu'elle en faisoit usage, il lui survint une rougeur érésipélateuse au visage qui lui donna la fievre pendant trois jours, après lesquels elle reprit l'usage des bains.

Les parties affligées étoient d'une sensibilité extrême ; elle jettoit les hauts cris quand on la touchoit ; son genre nerveux étoit si fort irritable, que quand on marchoit dans son appartement, on lui réveilloit toutes ses douleurs.

M. Léon Bourgignon, fils de M. Bourgignon, Négociant à Marseille, éprouva dans le courant

de l'hiver de l'année 1789, une hémorragie par
le nez, qui fut fuivie de douleurs vagues dans les
différentes parties du corps; il s'enfuivit une
très-grande difficulté dans le mouvement de la
main droite qui étoit comme morte; la jambe du
même côté étoit dans le même état; il traînoit
le pied en marchant, pour lors il reffentoit un
craquement au genou. Comme fes douleurs étoient
affez vives, on lui ordonna les bains domeftiques
qui ne lui apporterent aucun foulagement; il lui
arrivoit par fois de vomir beaucoup de matiere
bilieufe, les vomiffements lui procuroient des foi-
bleffes fréquentes. Il fut aux bains d'Aix en Pro-
vence, dans le courant du mois de Mai, il en
prit vingt-fix fans en retirer le moindre petit avantage, ils lui furent plutôt contraires que falutai-
res. Ses parents voyant le peu de fuccès des remedes qui lui avoient été adminiftrés, l'envoyerent
à nos bains à la faifon de Septembre 1789; le
fecond qu'il prit, le mit à même de faire une
promenade de cinq à fix cents pas, leur ufage
continue le rétablirent totalement.

Obfervation fur la goutte, le rhumatifme & la fciatique.

M. Dafcordes, Lieutenant-Colonel dans le Régiment de l'Hôpital, fujet à des accès de goutte
qui le tourmentoient cruellement, n'ayant retiré
aucun foulagement de tous les remedes qui lui
avoient été adminiftrés, prit nos eaux & nos bains
avec un fuccès des plus marqués.

M.

M. Burfac, peintre de Nîmes, attaqué depuis *maurel* neuf ans de la goutte, éprouvoit très-souvent des ferrements de poitrine, des douleurs atroces d'eftomac & de tête, par le tranfport de la matiere goutteufe vers ces parties ; il n'avoit négligé aucun remede pour trouver quelque foulagement à fes maux. La gomme de Gayac avec le tafia qu'il avoit pris très-long-tems, n'avoit produit aucun changement favorable à fon état. Les eaux & les bains de Saint-Amant & de Plombieres qu'il prit en différents tems, lui aggraverent fa maladie plutôt que de le foulager ; réduit dans un état des plus déplorables, il fe fit conduire à nos bains ; au troifieme il quitta deux potences dont il fe fervoit pour marcher. L'ufage qu'il fit après de nos eaux & de nos bains, lui firent recouvrer la fanté.

M. Meynier de Barlès, le nommé Mariaud de la Clape, attaqués tous les deux de la même maladie, prirent nos eaux & nos bains avec un pareil fuccès.

Le nommé Nicolas, fufilier dans le Régiment de Royal de la Marine, Compagnie de Saint-Hilaire, éprouvoit depuis fept mois des douleurs cruelles d'un rhumatifme goutteux ; toutes les articulations de fon corps étoient fort douloureufes, très-enflammées & prodigieufement enflées. Pendant trois mois il n'avoit pu faire ufage d'aucune partie de fon corps ; il fut conduit dans cet état à nos bains l'année 1787 ; l'ufage qu'il fit

C

des eaux & des bains , lui procurerent le plus grand foulagement.

Le nommé la Vigueur, Caporal dans le Régiment de Soiffonnois , Compagnie de Saint-Hilaire , fut cruellement tourmenté , l'hiver de 1786 & 1787 , d'un rhumatifme goutteux univerfel. Depuis le commencement d'Avril, l'humeur rhumatifmale goutteufe s'étant portée en plus grande quantité fur les bras & fur les mains, il fut privé du mouvement de ces parties. Ses camarades lui faifoient prendre fa nourriture , ce qu'il n'auroit pu faire lui-même ; il fut conduit dans cet état à nos bains l'année 1787 ; par l'ufage qu'il en fit, fes douleurs diminuerent confidérablement ; il recouvra l'ufage des bras & des mains.

Mlle. Tartanfon de Senés , nous offre dans le rhumatifme un exemple des plus frappans. Attaquée depuis quatre ou cinq années d'un rhumatifme univerfel qui l'avoit réduite dans l'état le plus déplorable ; laffée de fe voir clouée dans fon lit & de fouffrir les douleurs les plus aiguës , elle fe fit conduire à nos bains , où elle fut apportée dans une bierre pour éviter les cahotements qui lui étoient infupportables , à caufe des douleurs qu'ils lui occafionnoient.

Les douleurs lancinantes qu'elle éprouvoit, jointes à fon extrême foibleffe & à fon épuifement, faifoient tout craindre pour elle. Ce n'eft qu'en tremblant qu'on lui faifoit prendre les bains, où elle ne reftoit que le moins de tems poffible pen-

dant les premiers jours ; à peine elle en eut pris quelques-uns, qu'elle se trouva fort soulagée ; l'usage
qu'elle fit ensuite des eaux & des bains, la rétablirent si bien, qu'elle s'en fut chez elle à che-
val.

Le nommé Pierre Bon, grenadier dans le Régiment d'Ernest, souffroit depuis 20 ans des douleurs rhumatismales à toute la partie gauche du
corps ; ces douleurs étoient compliquées d'une
dartre vive au menton & au nez. Dans cet état
il fut envoyé à nos bains l'année 1787 ; nonobs-
tant l'ancienneté de ses douleurs & l'acrimonie de
ses humeurs, il dut la guérison de tous ses maux
à l'usage qu'il fit de nos eaux & de nos bains.

Le nommé Nicolas Potain, soldat dans le Régiment de Limosin, Compagnie de l'Aliman, souffroit depuis un an des douleurs aiguës de rhuma-
tisme à la hanche, au genou gauche, ainsi qu'à
toutes les parties du même côté ; n'ayant éprouvé
aucun soulagement des remedes qu'on lui avoit
administrés, il fut envoyé à nos bains l'année 1787,
il y trouva sa guérison entiere.

Le nommé Roche Parrot, Grenadier dans le
Régiment de Barrois, Compagnie du Chevalier
d'Uxer, éprouvoit depuis neuf ans des douleurs
rhumatismales dans toutes les parties de son corps.
Lassé de mener une vie souffrante, n'éprouvant
d'ailleurs aucun soulagement de tous les remedes qu'il
avoit pris, il demanda avec instance d'être con-

duit à nos bains , ce qui lui fut accordé l'année 1787 ; l'ufage continué des eaux & des bains, lui diffiperent fes douleurs & lui firent recouvrer la fanté qu'il defiroit depuis fi long-tems.

maurel — M. l'abbé Giraud , Grand-Vicaire de Monfeigneur l'Evêque d'Alais, éprouva l'hiver de 1785, des douleurs vagues au deux cuiffes. Ces douleurs fe porterent enfuite fur les bras , & finalement, elles ocuperent toutes les parties du corps , à l'exception de la tête qui fut toujours libre. Ses mains & fes pieds lui devinrent très-douloureux & enflés ; l'enflure fe diffipa par le moyen des remedes qu'on lui adminiftra. Il n'en fut pas de même des douleurs qui fe faifoient toujours reffentir dans toutes les parties du corps ; il ne pouvoit s'habiller qu'avec le fecours d'un domeftique ; il montoit & defcendoit très-difficilement ; il fe fit conduire à nos bains l'année 1786, qui le rétablirent totalement.

M. Maurel, marchand Parfumeur & Liqueurifte à Marfeille , éprouva, l'année 1769, en chaffant dans des marais à Roman en Dauphiné , un rhumatifme univerfel. L'humeur qui s'étoit particuliérement portée fur les reins , lui occafionna une roideur & une douleur plus fortes à cette partie ; il fouffroit généralement de tout le corps : plufieurs remedes lui furent adminiftrés, mais inutilement ; il ne dut fa guérifon qu'à l'ufage de nos eaux & de nos bains qu'il vint prendre dans le courant de la même année.

Le nommé le Kuer, fervant dans le Régiment de la Marine, compagnie de M. Decorde, vint à nos bains en 1787, pour un rhumatifme univerfel, qui depuis fix mois lui faifoit éprouver les douleurs les plus vives: on lui avoit fait prendre des bains domeftiques ainfi que plufieurs autres remedes indiqués à fon état, tout avoit été inutile; nos eaux & nos bains lui firent éprouver le plus grand foulagement; il en partit très content & fatisfait.

Le nommé Nicolas Touffaint, fervant dans le Régiment de la Marine, compagnie de M. Delaric, fut envoyé à nos bains, l'année 1787, pour des douleurs rhumatifmales qu'il éprouvoit depuis un an dans toutes les parties de fon corps; il avoit refté quatre mois fans pouvoir marcher. Par le moyen de quelques remedes qu'on lui adminiftra, il fut à même, avec le fecours de deux potences, de faire quelque peu d'exercice : nos eaux & nos bains lui ont fait recouvrer l'ufage des jambes; il marchoit fans bâton lorfqu'il en partit; fes douleurs n'étoient prefque plus fenfibles.

Le nommé Jofeph Jungui, Fufilier dans le Régiment Royal Italien, compagnie de Loquin, fouffroit depuis dix-neuf mois de douleurs atroces de rhumatifme dans les différentes parties du corps; il n'avoit retiré aucun foulagement des divers remedes qu'on lui avoit adminiftrés : il fut envoyé à nos bains à la faifon de Mai de l'année 1787;

l'ufage qu'il fit des eaux & des bains le foula-
gerent beaucoup à la premiere faifon ; il fut entiérement rétabli à celle de Septembre de la même
année.

Le nommé Jofeph Grandi , dit Arlando , Fufilier dans le régiment Royal-Italien , Compagnie
de Loquin , étoit tourmenté depuis onze mois de
douleurs rhumatifmales qui lui occupoient toutes
les parties du corps : il fut envoyé à nos Bains
à la faifon de Mai de l'année 1787 ; l'ufage qu'il
fit des Eaux & des Bains pendant les deux faifons , le rétablirent enriérement.

Madame Juglari de Nice , éprouvoit depuis environ quatre années , des douleurs rhumatifmales
vagues dans toute l'habitude du corps : ces douleurs lui étoient furvenues , à ce qu'elle imaginoit ,
ce qui au refte eft très-vraifemblable , parce qu'elle
avoit couché dans une chambre dont les murs tou-
choient à un puits , & qui , par cette raifon étant
humides , pouvoient bien par-là lui avoir arrêté la
rranfpiration & donner lieu aux douleurs rhumatifmales. Au commencement de fa maladie , les
douleurs étoient vagues & errantes ; elles attaquoient
tantôt une partie , tantôt une autre ; elles fe fixerent en Janvier 1787 fur les cuiffes & les jambes ,
qui vinrent d'une groffeur prodigieufe , qui , outre la
douleur qu'elles lui faifoient éprouver , l'empêchoient
totalement de marcher. On n'avoit négligé aucun
remede pour lui procurer quelque foulagement ,
tout avoit été inutile. Elle trouva fa guérifon à nos

Bains où elle se fit conduire en l'année 1787 ; le cinquieme la rétablit totalement.

Le nommé Antoine Bonin, dit Prêt-à-boire, Chasseur dans le régiment de Saintonge, éprouvoit depuis environ sept ans, des douleurs de sciatique à toute la cuisse droite ; il avoit sur toute l'habitude du corps des pustules très-enflammées grosses comme des feves ; elles rendoient une matiere purulente très-âcre & si caustique, qu'elle excorioit les endroits par où elle passoit : ces mêmes pustules lui occasionnoient une démangeaison insupportable. Il vint prendre nos Bains l'année 1787 ; l'usage qu'il en fit pendant les deux saisons lui dissiperent les douleurs ainsi que les pustules.

M. de Barras, Avocat de cette Ville, à qui une sciatique faisoit éprouver les plus vives douleurs, après avoir mis en usage tous les remedes indiqués à sa maladie, sans en retirer le moindre soulagement, se fit conduire, dans la rigueur de l'hiver, à nos Bains, qui le rétablirent parfaitement.

Le nommé Pierre Arnaud, garçon Perruquier de cette Ville, âgé de 19 ans, éprouva dans le mois de Janvier de l'année 1788, étant à Marseille, une douleur de sciatique à la jambe gauche qui prenoit son origine à la hanche, & s'étendoit tout le long de la jambe, dont il perdit l'usage : il employa beaucoup de remedes pour le soulager ; les véscatoires ne furent pas épargnés, tout fut inutile. Il fut amené dans le mois de Mai de la même année chez fes parens qui le firent conduire aux Bains , où il trouva fa guérifon.

Le nommé Aftouin , natif d'Oraifon , Fermier de Péjerols , fut attaqué dans le courant du mois de Novembre 1788 , après avoir couché dans une chambre humide , de douleurs dans tout le corps , qui fe fixerent enfuite fur les hanches & les jambes qu'il ne remuoit que très-difficilement. On lui adminiftra quantité de remedes qui lui procurerent quelque peu de foulagement. Son Médecin lui confeilla les Bains de Digne où il fe fit conduire dans le mois de Mai 1789 ; il ne marchoit que très-difficilement & avec la plus grande peine ; la plante des pieds lui étoit fort fenfible : il prit nos Eaux & nos Bains avec un fuccès fi marqué , qu'avant de partir pour chez lui il faifoit la promenade des Bains à Digne affez leftement ; il auroit même fait le voyage de Digne à Oraifon à pied , fi on n'avoit craint de le trop fatiguer : il partit de nos Bains parfaitement rétabli.

Le nommé Rabarin , Fufilier dans le Régiment de Saintonge , Compagnie de Duchefne, étoit attaqué depuis environ 9 mois d'une fciatique à la hanche gauche , qui avoit réfifté à tous les remedes qui lui avoient été adminiftrés ; il fut conduit à nos Bains l'année 1787 , ils lui procurerent le plus grand foulagement.

Le nommé Rabec , Fufilier dans le Régimen de Soiffonnois , Compagnie de Raynac , éprouvo

depuis environ fix ans des douleurs cruelles de fciatique à la cuiffe & à la jambe droite ; l'ufage qu'il
fit de nos Eaux & de nos Bains l'année 1787,
lui firent le plus grand bien poffible.

Le nommé Chriftine Chelan , Soldat dans le
Régiment Suiffe Erneft, Compagnie de Louis Courten , éprouvoit depuis quatorze mois des douleurs
vives de fciatique à la cuiffe & à la jambe droite ;
à ces douleurs fe joigniient des crampes qui le faifoient cruellement fouffrir ; nos Eaux & nos Bains
qu'il prit l'année 1787 , lui procurerent la guérifon.

Jacques Flandin , natif de Lyon ; fecond maître
Canoniér au département de Toulon , âgé d'environ 65 ans , eut le genou caffé au fiege de Gi-
braltar ; le 4 Novembre de l'année 1788 , il fe
fracaffa le pied droit en travaillant à l'Arfenal ; il
lui vint d'une groffeur extraordinaire ; le Chirurgien-
Major lui fit plufieurs incifions qui le dégorgerent
par la fortie d'une quantité de fang extravafé. Les
faignées ne furent point épargnées ; par le moyen
de tous ces fecours, fon pied fe guérit. Il lui refta
des douleurs de fciatique , qu'il éprouvoit avant fon
incommodité du pied , elles fe faifoient reffentir
aux deux hanches, & particuliérement aux genoux,
qui devinrent d'une groffeur extraordinaire , ce qui
l'empêchoit entiérement de marcher ; fes camarades
étoient obligés de le porter, de le déshabiller &
de lui faire prendre le peu de nourriture dont il
avoit befoin. Il fut envoyé à nos Bains à la faifon

de Septembre de l'année 1789, où il fut parfaitement guéri & de ses douleurs & de ses grosseurs aux genoux.

Le nommé Alain Talamon, ancien soldat de la Marine, résidant à Toulon, fut attaqué l'année 1783 d'une douleur de sciatique qui s'étendoit tout le long de la jambe droite jusques à la plante du pied du même côté, ce qui l'empêchoit de marcher ; il fut traité par des remedes convenables à son état, & guéri de sa maladie. Dans le mois de Novembre de l'année 1788 sa maladie le reprit comme ci-dessus ; on lui administra beaucoup de remedes, ils furent tous inutiles. Il fut conduit à nos Bains à la saison de Septembre de l'année 1789 ; l'usage qu'il fit des Eaux & des Bains lui dissiperent ses douleurs, & lui firent recouvrer l'usage de la jambe.

Observations sur les Dépôts-Laiteux.

Madame Rey de Fréjus, à qui un dépôt laiteux avoit occasionné des tumeurs dans différentes parties du corps, en fut totalement délivrée par l'usage qu'elle fit de nos Eaux & de nos Bains.

La femme de M. Molumar, Perruquier de cette Ville, fut saisie de vives douleurs rhumatismales à la suite d'un épanchement laiteux qui avoit fait naître différentes tumeurs de la grosseur d'un œuf de poule sous les aisselles. On lui avoit administré plusieurs remedes, mais le tout inutilement ; elle ne fut délivrée de fes douleurs & des tumeurs que par l'ufage qu'elle fit du Bain de notre-Dame, qui, convenant mieux à fon état, par rapport au moindre degré de chaleur, la rétablit entiérement.

Obfervation fur la Pierre.

Madame Joubert, de Barcelonette, fouffroit de cruelles douleurs nephrétiques par la préfence du calcul dans les reins; elle urinoit très-difficilement & avec de vives douleurs; nos eaux & nos bains lui firent rendre trois pierres de la groffeur d'une Noifette; l'ufage réitéré qu'elle en fit, la rétablirent entiérement.

Obfervations fur l'Ankilofe.

La fœur de Mme. Billon, Religieufe au couvent de la Ciotat, dut la guérifon d'une ankilofe qui lui avoit totalement intercepté le mouvement de la jambe, à l'ufage réitéré qu'elle fit de nos eaux & de nos bains. M. Verguin, Chirurgien-Major de la Marine de Toulon qui s'y trouvoit pour lors avec fa fille, qu'un accident avoit rendue paralytique & que nos bains rétablirent parfaitement bien, fut témoin de cette cure.

Mlle. Emeillon, du lieu de Saint-Vincents, fut attaquée, l'année 1779, d'une ankilofe qui l'obligea de garder le lit pendant fix mois, elle fouffroit des douleurs atroces à la jambe qui s'étoit un peu atrophiée & qui étoit devenue roide comme une barre de fer ; l'ufage qu'elle fit de nos eaux & de nos bains, lui procurerent le plus grand foulagement.

M. Fabre de Manne dut la guérifon d'une ankilofe, à l'ufage qu'il fit de nos eaux & de nos bains.

Obfervation fur une foibleffe générale du genre nerveux.

Le nommé Pierre Charmant, Sergent du Corps-Royal de la Marine, fut attaqué dans le courant du mois de Mai de l'année 1780, d'un éréfipele à la jambe gauche, où l'on fit plufieurs incifions pour donner iffue à l'humeur corrofive ; il eut après un vomiffement de fept ou huit jours ; il ne pouvoit rien prendre fans le rejetter ; les hémorroïdes fe mirent de la partie, & finalement il eut une foibleffe générale dans tout le genre nerveux ; toutes les parties de fon corps devinrent tremblantes & comme paralyfées ; fes camarades étoient obligés de lui faire prendre tout ce qui lui étoit néceffaire ; dans cet état de fouffrance continuelle, il fut amené à nos bains, où il recouvra entiérement la fanté.

Obfervation fur un tremblement univerfel.

Le nommé Pamard, Soldat dans le Régiment de Lyonnois, étoit attaqué d'un tremblement univerfel ; il ne marchoit qu'à l'aide de deux

potences & avec beaucoup de difficulté ; il fut
envoyé à nos bains, l'année 1780 ; le premier
qu'il prit, lui fit paſſer ſon tremblement ; il ne
lui reſtoit qu'un peu de foibleſſe à la jambe gauche qui ſe diſſipa en faiſant uſage des bains ;
l'année 1781, il y retourna pour une grande
foibleſſe qu'il reſſentoit à la jambe gauche, il y
trouva la guériſon.

Obſervation ſur un aſthme catharreux.

Le nommé la Croix, Caporal dans le Corps-
Royal d'Artillerie, étoit attaqué depuis vingt ans
d'un aſthme catharreux qui étoit par fois ſuivi
d'hemoptiſie, particuliérement lors de l'attaque qui
lui prenoit aſſez ſouvent, ſur-tout pendant l'hiver & lorſque le tems vouloit changer ; il avoit
pour lors des ſuffocations très-conſidérables ; tous
les remedes qu'on lui avoit adminiſtrés avoient
été ſans effet ; l'uſage de nos bains lui procurerent le plus grand ſoulagement ; il ne cracha
point de ſang tout le tems qu'il les prit.

Obſervations ſur des retirements de nerfs.

M. le Comte de Pignes éprouva à la ſuite
d'une fracture à la jambe, un retirement de nerfs
ſi conſidérable, qu'il lui étoit impoſſible de l'appuyer par terre ; l'uſage qu'il fit de nos eaux &
de nos bains le rétablirent totalement.

Laurents Guey, Officier Marinier à Toulon ;

natif de Marſeille, eut un retirement de nerfs des doigts de chaque main, ſi fort, qu'il étoit impoſſible de les lui ouvrir ; il fut envoyé à nos bains à la ſaiſon de Mai de l'année 1778 ; l'uſage qu'il fit des eaux & des bains le rétablìrent totalement.

Jean-Babtiſte Mecſine, Officier Marinier à Toulon, eſſuya enſuite d'une fracture à la jambe droite, qui lui avoit occaſionné une enflure conſidérable au même côté, un retirement des nerfs de la partie, ſi fort, qu'il lui étoit impoſſible d'appuyer ſon pied par terre ; nos eaux & nos bains qu'il prit l'annee 1778, le rétablirent.

Joſeph Simon, de Toulon, Calfat, fut attaqué dans le courant du mois de Janvier 1789, d'une gonorrhée ; il fut à l'Hôpital & viſité par M. Verguin, Chirurgien-Major, qui apperçut ſur le pied gauche une enflure qui le détermina à lui faire recevoir la vapeur de l'eau chaude ; il il en réſulta que le pied déſenfla, mais que l'enflure gagna le genou gauche du même côté ; l'enflure étoit monſtrueuſe ; la jambe droite étoit de même fort enflée ; les genoux étoient fort retirés, il avoit abſolument perdu l'uſage de ces jambes ; il fut cloué dans un lit pendant cinq mois de ſuite ; on lui fit des liniments avec l'huile d'olive, les véſicatoires lui furent appliqués pendant deux fois à chaque gras de jambe ; il ne retira aucun ſoulagement ; on le guérit de ſa gonorrhée, mais non point de ſon enflure & du reti-

tement des nerfs du genou. Dans cet état il fut
envoyé à nos bains à la faison de Mai & de
Septembre de l'année 1789. L'ufage continué qu'il
fit des eaux & des bains lui firent recouvrer l'u-
fage des jambes , & lui diffiperent l'enflure qu'il
avoit , ainfi que les douleurs qu'il effuyoit prefque continuellement.

Louis Aftier de Marfeille, Canonier de la Marine à Toulon, fit dans le mois de Novembre
de l'année 1787, une chûte du haut d'un mât,
qui lui fit éprouver une douleur vive à l'aine droit ;
cette douleur l'empêchoit de marcher; on lui adminiftra plufieurs remedes pour la diffiper ; les
véficatoires lui furent appliqués à la partie dou-
loureufe ; il ne retira aucun foulagement. Seize
mois après fa chûte il lui furvint quatre abcès,
deux aux bas-ventre & deux autres à la cuiffe
droite : ceux du bas-ventre furent ouverts , les
deux autres s'étoient ouverts deux-mêmes ; il en
découla pendant deux mois une matiere purulente ,
les playes ne fe fermoient point ; il y eut un
retirement de la jambe droite , fi fort , que le
talon du pied venoit toucher le derriere, il marchoit avec la plus grande peine, avec le fecours
de deux potences ; dans cet état il fut envoyé à
nos bains à la faison de Mai & de Septembre
de l'année 1789 ; il y recouvra une fanté parfaite , fes playes fe fermerent totalement , il fe
fervoit de fa jambe comme avant fa chûte.

Obſervations ſur de vieux ulceres véroliques.

Le nommé Oubalt Groti, Sergent dans le Régiment de Royal - Italien, Compagnie de Loquin, fut envoyé l'année 1787 à nos bains pour de vieux ulceres aux extrêmités des doigts du pied droit, qui reconnoiſſoient pour cauſe un virus vérolique; il y avoit atrophie à la même partie; il avoit paſſé par les grands remedes depuis environ un an quand il vint à nos bains; ſes ulceres avoient réſiſté à tous les remedes quelconques. L'uſage qu'il fit de nos eaux & de nos bains pendant les deux faifons, lui procurerent une guériſon complette.

François Riga, de Rouergue, Soldat dans le Régiment du Maine, après avoir paſſé trois fois par les grands remedes, éprouva une groſſeur à la main droite, qui lui fit enfler tout le bras, ce qui lui empêchoit le mouvement des doigts; il ſe forma au pouce, au doigt médius & à l'auriculaire, qui étoient tous les trois fort gênés dans leurs mouvements, des ulceres d'où il découloit une matiere d'une puanteur extraordinaire; on lui avoit adminiſtré pluſieurs remedes pour les guérir; les inciſions furent multipliées à chaque doigt, mais inutilement; les ulceres rendoient toujours une matiere très-puante: il fut envoyé à nos bains à la faifon de Septembre de l'année 1787; l'uſage qu'il en fit, lui guérirent les ulceres & lui firent recouvrer le mouvement des doigts.

Obſervations

Observations sur des tumeurs.

M. Jouyne fils cadet, de cette ville, Contrô-
leur au Bureau du Domaine Royal d'Occident à
Marseille, fut attaqué dans le courant du mois
de Juin 1788, d'une tumeur font considérable
au genou gauche qui l'empêchoit de marcher;
sa jambe étoit raccourcie & très-fort douloureuse;
il avoit fait plusieurs remedes pour la dissiper. Les
Médecins consultés craignant un vice vérolique,
le firent passer par les grands remedes, qui l'af-
foiblirent beaucoup, sans diminuer la tumeur qui
étoit toujours la même; il se fit conduire à nos
bains à la saison de Septembre de l'année 1788,
où il éprouva quelque soulagement. L'hiver de
1789 se passa dans des souffrances continuelles;
plusieurs remedes lui furent administrés sans succès; il retourna à nos bains à la saison de Mai
& de Septembre de l'année 1789; l'usage qu'il
en fit, dissipa la tumeur, lui fit recouvrer le
mouvement de la jambe, qu'il avoit perdu, & lui
fit disparoître les douleurs; le malade reprenoit
des chairs chaque jours.

Le nommé Jean-Pierre Palli, de Saint-Sauveur
en Vivarais, Menuisier à l'Arsenal de Toulon,
éprouva, huit jours avant la Noël d l'année 1788,
après avoir essuyé le froid, une tumeur fort considérable au genou droit, qui lui empêchoit totalement le mouvement de la jambe: on lui administra plusieurs remedes; les vésicatoires lui fu-

D

rent appliqués pendant neuf fois au gras de jambe ; tout fut inutile, la tumeur fut toujours la même; il ne pouvoit marcher qu'à l'aide de deux potences ; il fut envoyé dans cet état à nos bains à la saison de Mai & de Septembre de l'année 1789; ils lui dissiperent totalement la tumeur & lui firent recouvrer le mouvement de la jambe.

Observations sur le défaut de mouvement de certaines parties du corps.

Le nommé François Joly, Soldat dans le Régiment de la Marine, Compagnie de M. Delaric, fut envoyé à nos bains l'année 1787, pour un défaut de mouvement qu'il avoit à la main gauche & qui l'empêchoit de ployer les doigts qui étoient roides comme une barre de fer ; le défaut de mouvement étoit survenu à une playe contuse qu'il s'étoit faite à la même partie ; nos eaux & nos bains lui rendirent l'usage de la main & des doigts.

Charles Gant, Caporal dans le Régiment Royal-Italien, éprouva à la suite d'une fracture faite à la cuisse & au bras droit, un défaut de mouvement à la main du même côté ; plusieurs remedes qu'on lui avoit administrés, avoient été employés inutilement; il fut envoyé l'année 1787 à nos bains, qui lui firent recouvrer le mouvement de la main.

Le nommé Joseph Richon, Caporal dans le

Régiment de Barrois , Compagnie de Corduan, éprouva un défaut de mouvement dans les doigts, à la suite d'un coup de sabre qu'il avoit reçu à la main ; nos bains qu'il vint prendre l'année 1787 le soulagerent ; ils lui donnerent de la souplesse à la main & le mouvement des doigts.

Le nommé Nicolas Zirquet, Soldat dans le Régiment Suisse Courten, Compagnie de Charles-Preu, éprouvoit depuis dix - huit mois une difficulté de marcher, qui lui étoit venue à la suite d'un dépôt & d'un empâtement très-considérable à la cheville du pied droit. Tous les remedes qu'on lui administra furent sans succès, nos eaux & nos bains qu'il vint prendre, l'année 1787, lui firent un tel effet, qu'en diminuant l'empâtement de la cheville, ils lui firent recouvrer le mouvement du pied.

Observations sur des coups de feu , &c.

M. de Blanville, Aide-de-Camp de M. le Maréchal de Bellisle , reçut un coup de feu qui lui avoit fracassé tout le bras : on lui administra plusieurs remedes pour lui procurer la guérison qu'il ne dut qu'à l'usage de nos eaux & de nos bains.

M. le Comte de Saint-André , reçut un coup de feu à la jambe ; qui lui fit perdre le mouvement de cette partie, tous les remedes indiqués à son état lui furent administrés : on peut dire qu'ils lui furent assez inutiles, & qu'il auroit continué de se trouver dans un état des plus tristes, fi on ne lui eut confeillé l'ufage de nos bains , qui le rétablirent totalement.

maurel

M. le Baron de Corfac, Brigadier des Armées du Roi , Aide-Maréchal-Général de Logis , employé à l'Armée d'Italie, reçut un coup de balle à l'articulation du bras droit , qui s'étant porté à l'omoplate du côté oppofé, lui avoit intercepté le mouvement de prefque tout le corps; il fut apporté fur une Litiere à nos bains , qui , lui ayant dégagé la balle qu'il avoit dans le corps, conjointement avec un morceau de drap qu'on retira par le moyen d'une incifion , lui rappellerent le mouvement & le rétablirent totalement.

maurel

M. le Marquis de Valence, Maréchal-de Camp ; M. Beauremaine, Officier dans le Régiment d'Anjou ; M. Virfon, Capitaine dans celui de Condé, durent leur guérifon pour des coups de feu qu'ils avoient reçu les uns & les autres , à l'ufage qu'ils firent de nos eaux & de nos bains.

maurel

Le nommé Beauvais, Soldat dans le Régiment de la Marine , Compagnie de M. Decheyffac, étoit attaqué de douleurs à la jambe gauche à la fuite d'un coup de feu qu'il avoit reçu depuis quatre ans ; il vint prendre nos eaux & nos bains l'année 1787 ; l'ufage qu'il fit des uns & des autres , le rétablirent entiérement.

Observations fur les dartres , la gale & la teigne.

Mlle. Roberti, de l'Arche, dut la guérifon d'une dartre rongeante & vive qu'elle avoit au nez , & qui chaque jour faifoit des progrès confidérables, à l'ufage de nos eaux & de nos bains.

Le nommé Boiffon , Fufilier dans le Régiment de Dauphiné , de la Compagnie de Lerrol , avoit des dartres vives & rongeantes au nez ; il fut envoyé à nos bains l'année 1787 ; l'ufage qu'il fit des eaux & des bains , lui diffiperent totalement fes dartres.

Le nommé Henry Reychet, Soldat dans le Régiment Suiffe Courten , fouffroit cruellement depuis très-long-tems , d'une humeur dartreufe , qui, depuis quatre mois s'étoit portée aux deux bras ; où elle avoit formé une croûte de l'épaiffeur du doigt ; cette humeur avoit réfifté à tous les remedes qu'on avoit employés. Il fut conduit à nos bains l'année 1787 ; leur ufage ainfi que celui des eaux le guérirent entiérement.

Le nommé Jofeph Zimmerman, Soldat dans le Régiment Suiffe Courten , étoit cruellement tourmanté d'une dartre vive & rongeante qui occupoit tout le bras gauche, les deux cuiffes, ainfi que les parties génitales, où il s'étoit formé un abcès qu'on fut obligé de lui ouvrir. Les parties qu'occupoit la dartre , étoient couvertes d'une croûte

fort épaiffe & très-dégoûtante ; il reffembloit parfaitement à un lépreux ; dans cet état il fut conduit à nos bains l'année 1787, où il trouva une
parfaite guérifon.

Le nommé Jardinier, Appointé dans le Corps-
Royal d'Artillerie , étoit attaqué depuis vingt ans
d'une gale dartreufe & écailleufe, qui occupoit
toute l'habitude du corps ; l'efficacité des remedes
qu'on lui avoit adminiftrés pendant long-tems,
détermina le Chirurgien - Major du Régiment à
l'envoyer à nos bains l'année 1787 ; leur ufage
continué quelque tems , ainfi que celui des eaux,
le délivrerent d'une maladie , qui depuis long-
tems l'avoit cruellement tourmenté.

Le nommé Pierre-Charles Cicéron , Apprentif
Charpentier à l'Arfenal de Toulon, étoit attaqué
depuis trois ou quatre mois de dartres fur les
cuiffes ; le pied de la jambe droite étoit enflé ,
il reffentoit des cuiffons & des démangeaifons fi
fortes, qu'il s'excorioit très-fouvent en fe grattant ;
il éprouvoit dans le même-tems des douleurs très-
vives aux deux cuiffes ; l'ufage qu'il fit de nos
eaux & de nos bains à la faifon de Septembre
1789, lui procurerent une parfaite guérifon.

M. Jean , Chirurgien de la Marine , au département de Toulon, vint faire ufage des eaux &
des bains de Digne , à la faifon de Mai de l'année 1789, pour une humeur dartreufe & fcor-
butique , répercutée dans la maffe des humeurs,

à la fuite d'une longue campagne qu'il avoit der-
niérement faite aux Antilles, & fucceffivement dans
le Nord de l'Amérique. Depuis le commencement
du mois de Mars, de l'année 1789, le malade
avoit éprouvé une douleur fixe & pongitive à la
région hipocondriaque gauche, ce qui, joint aux
fymptômes ordinaires, tels que la pefanteur de la
partie, la difficulté de refpirer & un effouflement
affez confidérable, annoncerent un principe d'obf-
truction à la rate ; de cruelles démangeaifons &
des infomnies continuelles accompagnoient l'accident ci-deffus. Le malade vint prendre nos eaux
& nos bains, à qui il doit un entier foulagement
de fes maux ; la partie fouffrante n'eft plus fenfible, les démangeaifons & les infomnies ont fait
place au repos le plus parfait.

Le nommé Jean Mercie, Soldat dans le Régiment Suiffe Courten, éprouvoit des douleurs
rhumatifmales aux reins, avec des dartres vives
& rongeantes depuis neuf ans ; l'ufage qu'il vint
faire de nos eaux & de nos bains l'année 1787,
lui diffiperent les douleurs & les dartres.

Le fieur Plauchud, Négociant du lieu d'entre-
venes, étoit tourmenté depuis quelques mois par
des dartres vives & rongeantes, qui occupoient le vifage & les mains ; je lui fis faire ufage de nos
eaux minérales en ptifanne qui le guérirent radicalement.

Deux des enfans de M. Liman de Marfeillé,

Capitaine de Vaiſſeau Marchand, furent conduits
à nos bains l'année 1781, pour ſe guérir de la
teigne qui avoit réſiſté à tous les remedes qui
leur avoient été adminiſtrés ; l'uſage qu'ils firent
de nos eaux & de nos bains, les guérirent tous
les deux.

Le nommé Jean la Roule de Limoges, Soldat
du Régiment de Limoſin, éprouva dans le mois
d'Avril de l'année 1788, une fievre lente qui lui
occaſionna des puſtules ſur toutes les parties du
corps ; ces puſtules ſuppuroient dans certains tems
& ſéchoient dans d'autres : elles étoient accom-
pagnées de fortes démangeaiſons ; l'humeur âcre
qui s'étoit portée ſur les doigts de chaque main,
les lui avoit rendus ſi roides, qu'il ne pouvoit les
ployer ; il fut envoyé à nos bains à la ſaiſon de
Septembre 1789 ; l'uſage qu'il fit des eaux & des
bains, lui firent recouvrer le mouvement des doigts
& lui diſſiperent les puſtules, après qu'elles eurent
ſuppuré un peu plus qu'à l'ordinaire.

F I N.

www.ingramcontent.com/pod-product-compliance
Lightning Source LLC
Chambersburg PA
CBHW050546210326
41520CB00012B/2742